João Carlos Escosteguy Neto
Angela M.F. Tabosa
Jair G. dos Santos Jr

Eletroacupuntura e receptores canabinóides CB1

João Carlos Escosteguy Neto
Angela M.F. Tabosa
Jair G. dos Santos Jr

Eletroacupuntura e receptores canabinóides CB1

Efeitos da eletroacupuntura sobre a expressão de receptores canabinóides CB1 em camundongos abstinentes ao etanol

Novas Edições Acadêmicas

Impressum / Impressão

Bibliografische Information der Deutschen Nationalbibliothek: Die Deutsche Nationalbibliothek verzeichnet diese Publikation in der Deutschen Nationalbibliografie; detaillierte bibliografische Daten sind im Internet über http://dnb.d-nb.de abrufbar.

Informação biográfica publicada por Deutsche Nationalbibliothek: Nationalbibliothek numera essa publicação em Deutsche Nationalbibliografie; dados biográficos detalhados estão disponíveis na Internet: http://dnb.d-nb.de.

Coverbild / Imagem da capa: www.ingimage.com

Verlag / Editora:
Novas Edições Acadêmicas
ist ein Imprint der / é uma marca de
OmniScriptum GmbH & Co. KG
Heinrich-Böcking-Str. 6-8, 66121 Saarbrücken, Deutschland / Niemcy
Email / Correio eletrônico: info@nea-edicoes.com

Herstellung: siehe letzte Seite /
Publicado: veja a última página
ISBN: 978-3-639-68985-3

À minha mãe, Tereza.

Resumo

Existe uma importante interação entre o álcool e o sistema endocanabinóide. Além de modular o efeito de reforço positivo do álcool, o receptor canabinóide CB1 também está envolvido nos estados afetivos negativos da abstinência. Recentemente foi descrito que este receptor é ativado pelo procedimento de acupuntura, o qual vem sendo utilizado para aliviar os sintomas de abstinência em alcoolistas. Sendo assim, o presente estudo investigou os efeitos da eletroacupuntura sobre a expressão de receptores canabinóides CB1 em camundongos abstinentes ao álcool. Camundongos suíços machos adultos (N=72) foram injetados diariamente com etanol (2 g/kg, i.p.) durante 21 dias. O procedimento de eletroacupuntura foi realizado diariamente, durante os 4 dias subsequentes do período de abstinência ao álcool. O estímulo de 2hz ou 100hz foi aplicado em duas combinações de acupontos: Ea1 [(E-36 /Zusanli) e (CS-6/ Neiguan)] ou Ea2 [(Du-14 /Dazhui) e (Du-20/Bai Hui)]. A especificidade da estimulação destes acupontos foi avaliada pela inclusão dos seguintes grupos: contenção (procedimento de imobilização), Ea3 (acuponto E-25/Tianshu, utilizado para outras patologias não relacionadas), F1 ou F2 (estimulação transdérmica próximo aos respectivos acupontos). O grupo Controle sofreu somente procedimentos de manipulação durante todos os dias do período de abstinência. Finalmente, o grupo Salina foi cronicamente tratado com salina e manipulado durante a abstinência de forma similar ao grupo Controle. Houve um sinergismo entre a abstinência ao álcool e o estresse de contenção sobre a supra-regulação de receptores CB1 no córtex pré-frontal medial, estriado, hipocampo, amígdala e área tegumentar ventral. Embora todos os procedimentos de eletroacupuntura tenham bloqueado esta supra-regulação, a especificidade da estimulação dos acupontos foi constatada somente no grupo Ea1 (estimulação de 2 hz) e Ea2 (estimulação de 100 hz). Portanto, a especificidade da eletroacupuntura neste modelo depende do núcleo encefálico analisado, da associação de acupontos utilizada e da frequência de estimulação.

Lista de abreviaturas

Acsh	Núcleo acumbente Shell.
Acbco	Núcleo acumbente core.
AMYG	Amígdala.
2-AG	2-araquidonoil glicerol.
BlA	Amígdala basolateral.
CA1	Corno de Amon 1.
CA2	Corno de Amon 2.
CA3	Corno de Amon 3.
CeA	Amígdala central.
CG1	Cingulado anterior.
DG	Giro denteado.
DlS	Estriado dorsolateral.
DmS	Estriado dorsomedial.
ECT	Endocannabinoid transporter.
FAAH	Fatty acid amide hydrolase.
GABA	Ácido Gama-Aminobutírico.
Gi	Proteína G inibitória.
GLU	Glutamato.
GPR55	G-protein coupled receptor 55.
HIPP	Hipocampo.
5-HT	Serotonina.
IL	Córtex infralimbico.
L.COERULEUS	Locus Coeruleus.
LAT.TEG.	Lateral Tegmental área.
NAc	Núcleo Acumbente.
NE	Norepinefrina.
N.RAPHE	Núcleo da Rafe.
PFC	Córtex pre-frontal.
PPARα	Peroxisome proliferator-activated receptor α.
PrL	Córtex prélimbico.
ROK	Receptor opióide *Kappa*.
ROM	Receptores opióides *mu*.
THC	Delta-9-tetra-hidrocanabinol.
TRPV1	Transient receptor potential vanilloid 1.
VTA	Área tegumentar ventral.

Sumário

1. Introdução

Desde os primórdios, os humanos fazem uso de substâncias psicoativas que promovem alterações na consciência e humor, a fim de aliviar suas dores, angústias e alterar a percepção da realidade. Dentre o amplo arsenal de drogas psicoativas, o álcool é a mais utilizada em todo o mundo. O uso abusivo de álcool está relacionado com o surgimento de várias morbidades e problemas sociais. Sendo assim, o uso abusivo e/ou dependência de álcool pode ser considerado um grave problema de saúde pública.

A dependência de drogas, incluindo o alcoolismo, é uma enfermidade crônica que consiste da presença de uma série de sintomas cognitivos e comportamentais nos quais o indivíduo mantém o consumo da droga apesar de problemas significativos relacionados a ela. A manutenção do comportamento de auto-administração, em geral, promove um padrão de consumo compulsivo, tolerância e abstinência.

A abstinência consiste de alterações comportamentais mal adaptativas, que emergem em decorrência do declínio da concentração da droga no organismo. Geralmente os sintomas de abstinência são opostos aos efeitos agudos da substância e variam de acordo com a droga em questão. No caso do álcool a síndrome de abstinência é bem evidente, podendo variar desde quadros de ansiedade até a ocorrência de convulsões e delírios. Além destes sintomas agudos, em cada crise de abstinência ocorre excitoxicidade em decorrência de uma hiperatividade glutamatérgica. Os efeitos neurotóxicos resultantes dos ciclos repetidos de abstinência podem ter repercussões clínicas importantes, entre elas transtornos de humor e quadros demenciais.

Neste sentido, torna-se claro que os quadros de abstinências são alvos essenciais de intervenção terapêutica, e que, minimizar os seus efeitos faz parte de um protocolo terapêutico racional para o alcoolismo.

Até o momento, os tratamentos disponíveis para o alcoolismo apresentam uma baixa efetividade, e incluem uma associação racional entre psicofármacos e psicoterapias. Sendo assim, estudos buscando novas estratégias terapêuticas para esta enfermidade são extremamente necessários. Na última década surgiram fortes evidências do potencial terapêutico da acupuntura na dependência de drogas. Adicionalmente, é crescente a quantidade de estudos buscando desvendar o mecanismo de ação envolvido nestes efeitos terapêuticos. Estes estudos são altamente relevantes, levando-se em consideração que a acupuntura é um procedimento de pouco custo, baixa complexidade e, portanto, de fácil disseminação através de sua implantação no Sistema Único de Saúde. De fato, a acupuntura consiste de procedimentos simples que envolvem a estimulação de localizações anatômicas na pele (acupontos), por meio de agulhas metálicas estimuladas tanto manualmente como por estimulação elétrica.

Considerando a potencialidade da acupuntura para o tratamento da dependência de drogas, é extremamente interessante investigar de forma mais detalhada os mecanismos neurobiológicos envolvidos em sua ação. Para tanto, o presente estudo teve como objetivo investigar os efeitos neuroquímicos da eletroacupuntura em camundongos abstinentes ao etanol.

2. A neurobiologia do alcoolismo.

Dois estados psíquicos principais estão diretamente relacionados com o desenvolvimento da dependência de drogas em geral, incluindo o alcoolismo: um estado afetivo positivo e outro estado afetivo negativo.

O estado afetivo positivo é caracterizado pelos efeitos euforizantes da substância. Seu impacto motivacional é extremamente relevante para a manutenção do consumo da droga, principalmente no padrão de uso recreacional. Do ponto de vista neurobiológico, o estado afetivo positivo consiste da ativação de projeções dopaminérgicas originadas na área tegumentar ventral do mesencéfalo e que se projetam para várias regiões do sistema límbico. Dentre estas projeções, destaca-se aquela que se projeta para o núcleo acumbente.

Quanto ao estado afetivo negativo, o mesmo compreende quadros psíquicos disfóricos, tais como ansiedade e depressão, que são decorrentes da interrupção abrupta do consumo da droga. Estes estados disfóricos são fundamentais para a manutenção do comportamento de busca e de consumo da substância, principalmente no padrão de uso abusivo ou na dependência. Vale ressaltar que, além dos estados disfóricos agudos, os episódios de abstinência desencadeiam uma série de alterações neuroquímicas e celulares duradouras que são cruciais para a característica crônica, compulsiva e relapsante da dependência de drogas.

Mediante o exposto, torna-se claro que enquanto o estado afetivo positivo é extremamente importante para o início e manutenção do consumo da droga em um estado mais inicial, o estado afetivo negativo está mais relacionado com uso abusivo e/ou dependência. Sendo assim é extremamente importante a compreensão dos mecanismos neurobiológicos envolvidos na abstinência ao álcool, a fim de se maximizar estratégias terapêuticas para o seu adequado controle.

2.1. A desregulação do circuito relacionado ao estado afetivo positivo

O tônus basal da via mesolímbica, responsável pelo efeito euforizante das drogas de abuso, se dá pela interação harmoniosa de sistemas excitatórios e inibitórios sobre os neurônios dopaminérgicos desta via.

Em relação às influências excitatórias, podem-se destacar as aferentes glutamatérgicas provenientes de regiões corticais do córtex préfrontal, as aferentes serotoninérgicas provenientes dos núcleos da rafe e as aferentes noradrenérgicas provenientes do *locus coeruleus.*

Quanto às influências inibitórias, pode-se destacar a sinalização mediada pelo receptor opióide *Kappa* (ROK), cujo ligante endógeno é a dinorfina. Os ROK´s estão localizados diretamente no neurônio dopaminérgico da via mesolímbica, tanto no soma quanto no terminal axônico. Já que este receptor está acoplado à proteína G inibitória (Gi), sua ativação diminui o disparo de potencial de ação no soma e o processo de exocitose no terminal axônico. Em conjunto, estes efeitos diminuem de forma significante a liberação de dopamina no núcleo acumbente.

Outro sistema inibitório de extrema relevância compreende os interneurônios GABAérgicos presentes na área tegumentar ventral.

Estes interneurônios contêm receptores opióides *mü* (ROM) *(*cujos ligantes endógenos são a endorfina e encefalina) e receptores canabinóides CB1 (cujos ligantes endógenos são os endocanabinóides). Ambos são receptores metabotrópicos acoplados a proteína Gi. Quando ativados pelos seus respectivos ligantes, estes receptores inibem a liberação de GABA. Sendo assim, a influência inibitória do GABA sobre a via mesolímbica é minimizada, e como consequência, ocorre um desequilíbrio entre as influências excitatórias e inibitórias a favor da primeira. O álcool aumenta os níveis de endorfinas, encefalinas e endocanabinóides. Portanto, grande parte dos efeitos euforizantes do álcool é decorrente dos mecanismos de ação acima descritos.

A exposição repetida ao álcool promove uma série de neuroadaptações no circuito relacionado ao estado afetivo positivo. Estas alterações culminam em um processo alostático caracterizado por hiperatividade física e hipoatividade tônica da via mesolímbica. A hiperatividade física se dá mediante exposições às pistas associadas ao uso da droga, ao estresse agudo, às outras substâncias psicoativas e à própria droga. Já a hipoatividade tônica está relacionada com os estados disfóricos que emergem da ausência da substância no organismo.

2.2 Recrutamento do circuito anti-recompensa

Anti-recompensa é um termo baseado na hipótese que, sob determinadas situações, o sistema nervoso central recruta determinados circuitos neuronais a fim de limitar o efeito recompensador de um estímulo em geral. No contexto da dependência de drogas, entre elas o alcoolismo, o uso crônico da droga promove alterações persistentes nestes circuitos, que ao tentar minimizar o impacto recompensador da droga, acaba promovendo estados disfóricos. O sistema límbico como um todo faz parte dos circuitos anti-recompensa, embora a amígdala mereça uma atenção especial. Este papel chave da amígdala deve-se principalmente ao seu complexo padrão de conexão com demais estruturas do sistema nervoso central. De fato, a amígdala recebe importantes aferentes de regiões corticais préfrontais e do hipocampo e envia suas eferentes para o núcleo acumbente, área tegumentar ventral, e núcleos hipotalâmicos. Adicionalmente, a amígdala envia suas projeções para o caudato-putamen e globo pálido, importantes estruturas envolvidas no comportamento motor. Sendo assim, a amígdala atua como uma interface entre os aspectos emocionais e motores, mostrando que sua participação é essencial para os comportamentos emocionais. Os estados afetivos negativos da abstinência, principalmente o aumento da ansiedade, tem uma relação direta com a ativação deste circuito anti-recompensa.

2.3 A importância do sistema endocanabinóide na dependência de drogas.

Os receptores canabinóides CB1, estão dispersos em todo o sistema nervoso central tendo um papel importante neuromodulador de todo este sistema, sendo inclusive classificados como um dos grupos de receptores mais abundantes no SNC juntamente com receptores glutamatérgicos e GABAérgicos. Estes receptores canabinóides CB1, foram descobertos durante estudos para elucidar os efeitos do delta-9-tetra-hidrocanabinol (THC), principal componente psicoativo da planta *cannabis sativa*. Hoje, através dos avanços científicos na área da *cannabis sativa* medicinal, alguns medicamentos farmacológicos que têm como principal alvo os receptores canabinóides CB1, já foram sintetizados quimicamente. Outros fitoterápicos encontrados nesta planta também já estão sendo pesquisados, incluindo principalmente o canabidiol, também relacionado ao tratamento de diversas patologias. Neste sentido, a ativação destes receptores e de seus ligantes endocanabinóides endógenos, tem se mostrado uma área promissora no tratamento de diversas patologias incluindo transtornos psiquiátricos e drogas de abuso.

Os endocanabinóides, Anandamida e 2-araquidonoil glicerol (2-AG), são produzidos por demanda após a despolarização dos neurônios do terminal pós-sináptico e prontamente liberados no espaço extracelular. Após interagir com seus receptores, são recapturados por proteínas transportadoras e degradados por enzimas específica.

Até o momento, foram descritos cinco tipos de receptores nos quais os endocanabinóides se ligam: CB1, CB2, TRPV1, PPARα e GPR55. No entanto, sabe-se que a característica moduladora do sistema endocanabinóide sobre outros sistemas de neurotransmissão está diretamente relacionada à ativação do receptor CB1. Este receptor, quando ativado, inibe a liberação de vários neurotransmissores, entre eles a dopamina, o glutamato e o GABA. Vale ressaltar que o receptor CB1 encontra-se em abundância em estruturas encefálicas diretamente relacionadas aos estados afetivos positivos e negativos, entre elas o córtex pré frontal, núcleo acumbente, hipocampo, amígdala e área tegumentar ventral.

Estudos com diferentes modelos animais sugerem que a ativação da sinalização mediada pelos receptores CB1 é crucial para o desenvolvimento da dependência. Neste sentido, o uso de antagonistas dos receptores CB1 poderia ser uma estratégia terapêutica interessante alcoolismo. No entanto, está bem estabelecida na literatura a relação entre o uso destes antagonistas e o desenvolvimento de transtornos do humor e ansiedade, limitando portanto o seu uso terapêutico. Alternativamente, trabalhos recentes mostraram que a potencialização do sistema endocanabinóide, através da inibição da recaptura e da degradação dos endocanabinóides minimiza tanto os estados afetivos positivos quanto os negativos. Vale ressaltar que, diferentemente dos agonistas totais de receptores CB1, substâncias que aumentam a disponibilidade de anandamida apresentam baixo potencial aditivo. Este fato é extremamente relevante no que se refere a potencialidade terapêutica destas substâncias.

2.4 Potencialidade terapêutica da eletroacupuntura e seu mecanismo de ação na dependência de drogas.

Até o momento, os tratamentos disponíveis para o alcoolismo apresentam uma baixa efetividade. Neste sentido, estudos buscando novas estratégias terapêuticas para esta enfermidade são extremamente necessários. Na última década foi crescente a quantidade de estudos buscando desvendar como a acupuntura age no organismo. A acupuntura consiste de procedimentos que envolvem a estimulação de localizações anatômicas no corpo (acupontos), por meio de agulhas metálicas manipuladas tanto manualmente como por estimulação elétrica.

Ainda não existem evidências conclusivas quanto ao efeito terapêutico da acupuntura na dependência de drogas. Enquanto na dependência à heroína, a acupuntura parece ser eficaz o mesmo não se aplica à cocaína e ao tabaco. Mais especificamente no alcoolismo, alguns estudos verificaram que a acupuntura diminui a severidade da síndrome de abstinência, enquanto outros achados sugerem que estudos mais conclusivos são necessários para estabelecer o real benefício deste procedimento no alcoolismo. Ainda assim, a acupuntura tem sido incorporada em vários protocolos de tratamento da dependência nos Estados Unidos.

Estudos experimentais têm mostrado que a acupuntura pode contribuir para a manutenção do balanço bioquímico no sistema nervoso central, promovendo excitação ou inibição, conforme a necessidade do momento. Esta característica peculiar da acupuntura de promover a "normalização" de um determinado sistema pode ser de suma importância para a dependência. A estimulação do acuponto C-7 (*Shenmen*) minimiza o aumento extracelular de dopamina induzido pelo etanol no núcleo acumbente. Por outro lado, a estimulação do acuponto E-36 (*Zusanli*) tanto aumenta os níveis extracelulares de dopamina no estriado como diminui o consumo de etanol em ratos submetidos a condições estressantes. Adicionalmente, a estimulação do acupunto C-7 (*Shenmen*) em animais cronicamente tratados com etanol aumentou os níveis de dopamina no núcleo acumbente quando a aplicação foi realizada no período de abstinência e diminuiu os níveis de dopamina no núcleo acumbente quando a aplicação foi realizada momentos antes dos animais serem desafiados com etanol. Neste sentido, a acupuntura parece minimizar tanto a hipoatividade tônica quanto a hiperatividade fásica da via mesolímbica de animais dependentes.

Visando uma melhor compreensão sobre o mecanismo de ação da eletroacupuntura, uma série de estudos mostrou que existem diferenças marcantes quando o procedimento é realizado com baixa freqüência (2 Hz) e alta frequência (100 Hz). A eletroacupuntura de baixa frequência estimula a liberação de β-endorfinas e encefalinas, enquanto a eletroacupuntura de alta frequência estimula a liberação de dinorfina. Conforme descrito anteriormente, estes peptídeos apresentam diferentes afinidades em relação aos receptores opióides. Enquanto que a dinorfina é agonista específico dos ROK, as endorfinas e encefalinas apresentam atividade agonista nos ROM. Sendo assim, é possível que a eletroacupuntura de baixa frequência seja mais efetiva em situações que cursam com hipoatividade tônica (abstinência), enquanto que a eletroacupuntura de alta frequência seja mais efetiva em situações de hiperatividade fásica (novo contato com a droga ou pistas associadas ao uso da droga).

Existe uma importante e complexa interação entre os sistemas opióide e endocanabinóide. Os receptores ROM e CB1 estão muitas vezes co-localizados, além de estarem relacionados com a modulação e/ou inibição de outros sistemas de neurotransmissão, principalmente glutamato, GABA e dopamina. Neste sentido, é possível que muitos dos efeitos da acupuntura sejam decorrentes da sinalização mediada pelos receptores CB1. De fato, o efeito neuroprotetor da eletroacupuntura em um modelo animal de isquemia cerebral focal depende da sinalização mediada por receptores CB1, além de estimular a liberação de seus principais ligantes endógenos, a Anandamida e o 2-AG. Adicionalmente, constataram que a eletroacupuntura modula as respostas reflexas simpáticas via sinalização mediada pelos receptores CB1.

Em um trabalho recente, nosso grupo de pesquisa verificou que a eletroacupuntura quando realizada ao mesmo tempo nos acupontos E-36 (*Zusanli*) e CS-6 (*Neiguan*), mas não quando realizada isoladamente no acuponto E-36 (*Zusanli*) inibiu a sensibilização locomotora induzida por etanol em camundongos o que aponta para especificidade de ação dos acupontos. Por outro lado, outras associações de acupontos também mostraram efeito em estruturas encefálicas relacionadas à dependência de drogas de abuso: eletroacupuntura aplicada simultaneamente em Du-14 (*Dazhui*) e Du-20 (*Bai-Hui*) aumentou a expressão de RNA mensageiro de fatores neurotróficos no soma de neurônios dopaminérgicos da área tegumentar ventral e da substância negra.

Considerando a importância da abstinência na fisiopatogenia do alcoolismo, o envolvimento dos peptídeos opióides e endocanabinóides neste processo e a ação da acupuntura sobre estes sistemas, o presente estudo visou avaliar o efeito da eletroacupuntura na expressão de receptores CB1 em camundongos abstinentes ao álcool. Além disso, indiretamente, foi estudada a relação entre os diferentes peptídeos opióides e endocanabinóides sobre o efeito da eletroacupuntura. Para tanto, o procedimento de eletroacupuntura foi realizado tanto com baixa (2 Hz) quanto com alta (100 Hz) frequência. Além de ampliar os conhecimentos a cerca da neurobiologia do alcoolismo, o presente estudo forneceu subsídios adicionais sobre o mecanismo de ação da acupuntura e sua potencialidade terapêutica no alcoolismo.

3. Efeitos da eletroacupuntura sobre a expressão de receptores canabinóides CB1 em camundongos abstinentes ao etanol.

Para simular uma transição entre consumo recreativo e dependente de álcool, está bem descrito na literatura a utilização de um modelo de sensibilização, onde animais são injetados diariamente com uma substância psicoativa (neste caso etanol) e colocados em uma caixa automatizada para verificar a atividade locomotora antes e após o início do tratamento. Com base de que, o sistema mesocorticolímbico está diretamente relacionado com respostas motoras e comportamentais, podemos interpretar um aumento da atividade locomotora do animal após repetidas doses de etanol, como uma resposta deste sistema à administração crônica da droga (sensibilização). Esta sensibilização está diretamente relacionada com estruturas como o núcleo acumbente e córtex pré-frontal, caracterizando uma transição entre uso recreativo para dependente.

Neste estudo, foi constatado que camundongos submetidos ao modelo da sensibilização locomotora induzida pelo etanol e abstinentes durante 5 dias, apresentaram um aumento significativo na expressão de receptores CB1 em estruturas encefálicas relacionadas com os estados emocionais negativos da abstinência. No entanto, o achado mais interessante foi que a eletroacupuntura inibiu este processo de supra-regulação de receptores CB1. Além disso, a especificidade da eletroacupuntura dependeu das estruturas encefálicas analisadas, dos acupontos que foram estimulados, bem como da frequência de estimulação. Finalmente, a inibição da supra-regulação de receptores CB1 foi mais evidente para a estimulação em baixa frequência sobre os acupontos E-36 (Zusanli) e CS-6 (Neiguan) e em alta frequência sobre os acupontos Du-14 (Dazhui) and Du-20 (Bai Hui).

Para a realização deste estudo, camundongos suíços machos foram mantidos em um número de 10 animais por caixa moradia (40 × 34 × 17 cm), em um ciclo claro-escuro convencional de 12/12 horas, com temperatura e umidade ambiente controlada 20±1°C e 50±10%, respectivamente, com livre acesso a ração balanceada e água potável. Os procedimentos de manipulação e pesquisa foram conduzidos de acordo com o Comitê de Ética e Pesquisa da Universidade.

3.1 Procedimentos

Um protocolo de sensibilização locomotora induzida por administração crônica de álcool. Este paradigma tem sido descrito como um modelo animal entre o uso recreacional e adictivo/dependente das drogas de abuso.

Os animais foram injetados com salina e imediatamente colocados em uma caixa automatizada para a mensuração de sua atividade basal (distância percorrida), durante 15 minutos. Dois dias após, os animais foram injetados com doses diárias de etanol, por 21 dias, (15% v/v, dose de 2 g/kg, i.p.). Após o primeiro, sétimo, décimo quarto e vigésimo primeiro dias, os animais foram novamente colocados na caixa automatizada e sua atividade locomotora mensurada por 15 minutos. Nos demais dias, os animais foram injetados e colocados novamente em sua respectiva caixa moradia. Um grupo de 6 animais foi injetado com salina todos os dias e manipulado similarmente, como grupo controle (grupo salina). Cinco dias após a interrupção do tratamento com etanol, seus cérebros foram processados e analisados com a técnica de imunohistoquímica para receptores canabinóides CB1.

3.2 Procedimentos de eletroacupuntura

A eletroacupuntura foi executada diariamente, por dez minutos, durante os 4 dias de abstinência subsequentes aos 21 dias de tratamento com salina ou etanol. Os animais foram anestesiados rapidamente apenas para possibilitar que os mesmos fossem imobilizados com esparadrapo nas extremidades de seus quatro membros. Agulhas de acupuntura descartáveis foram inseridas a uma profundidade de aproximadamente 3mm. A eletroacupuntura foi providenciada por um aparelho eletroestimulador, através de uma corrente farádica, bipolar e assimétrica, de 50 µA e 2 ou 100 Hz. Ao final de cada sessão, as agulhas foram removidas e os animais retornados a sua caixa moradia.

Os animais que receberam etanol foram aleatóriamente distribuidos em 12 grupos de acordo com as descrições a seguir:

Ea1: Para verificar o efeito da combinação de dois acupontos e seu efeito relacionado com o sistema nervoso central: i. E-36 (Zusanli) em camundongos é localizado bilateralmente a 1mm lateralmente a tuberosidade da tibia.; ii: CS-6 (Neiguan) em camundongos está localizado bilateralmente na porção ventral da extremidade distal do membro anterior, entre o rádio e a ulna, de cerca de 1 mm a partir da articulação do pulso e logo abaixo da pele.

Ea2: Para avaliar a ação específica da associação entre acupontos Du-14 (Dazhui) e Du-20 (Bai Hui). Estes pontos de acupuntura foram, respectivamente, localizados logo abaixo do processo espinhoso da sétima vértebra cervical e na linha média dorsal na pele do crânio, correspondente ao bregma. Estes pontos foram selecionados considerando os seus efeitos em neurônios dopaminérgicos, um substrato principal da toxicodependência.

Ea3: Para avaliar a especificidade neurológica dos procedimentos EA1 e EA2, selecionamos o acuponto E-25 (Tianshu), dadas as suas ações periféricas (mas não centrais) significativas. Este ponto está localizado no abdômen, bilateralmente, sobre a linha horizontal que corta perpendicularmente a linha mediana anterior à distância de 5/13 da sínfise púbica.

Para os grupos EA1 e EA2, foram usados grupos falsos controle, os quais receberam os mesmos procedimentos de manipulação e eletroacupuntura, entretanto, a estimulação foi executada em "não-acupontos" descritos a seguir:

Falso 1 (F1): As agulhas foram inseridas em direção distal, diagonal e lateralmente a uma distancia de 5mm do ponto E-36 (Zusanli) e 3 mm em direção proximal, diagonal e medial ao ponto CS-6 (Neiguan).

Falso 2(F2): As agulhas foram inseridas a uma distância de 5mm na direção distal, diagonal esquerda do acuponto Du-14 (Dazhui), e 3 mm distal, diagonal direita do acuponto Du-20 (Bai Hui).

Considerando que o estímulo elétrico foi executado em duas frequências diferentes, (2Hz e 100Hz), todos os grupos experimentais foram divididos em 2 subgupos (N=6 por grupo). Finalmente devido ao fato do procedimento de eletroacupuntura requerer imobilização dos animais, também foi acrescentado um grupo controle de imobilização (Imob N=6), por um período de 10 minutos, relativo a animais abstinentes de etanol expostos a imobilização similar ao demais grupos porém sem a inserção de agulhas ou eletroacupuntura (ver tabela 1 material suplementar).

3.3 Perfusão e imunohistoquímica

Um dia após o término dos procedimentos de acupuntura, os animais foram profundamente anestesiados e após a perda de reflexo corneal, perfundidos intracardiacamente. Seus cérebros foram extraídos, seccionados e analisados através de um protocol tradicional de imunohistoquímica para receptores canabinóides CB1.

A densidade dos receptores de cada região de interesse foi obtida através de um software específico comparando as estruturas analisadas. As áreas encefálicas analisadas foram: Córtex préfrontal [cingulado anterior (Cg1), córtex prélimbico (PrL) e córtex infralimbico (IL)], estriado dorsal [estriado dorsomedial (DmS) e estriado dorsolateral (DIS)], amígdala [basolateral (BIA) e central (CeA)], estriado ventral [núcleo acumbente core (Acbco) e núcleo acumbente shell (Acbsh)], área tegumentar ventral (VTA) e hipocampo [CA1, CA2, CA3 e giro denteado (DG)].

4. Análise estatística

Um teste ANOVA de uma via para medidas repetidas foi utilizada para avaliar a atividade locomotora considerando 5 pontos distintos: atividade basal, primeiro, sétimo, décimo quarto e vigésimo primeiro dias de tratamento com etanol. Em relação a imunohistoquímica de receptores canabinóides CB1, os efeitos da eletroacupuntura foram analisados através de uma ANOVA de uma via. Para verificar a especificidade dos pontos estimulados, uma ANOVA de duas vias foi utilizada, considerando como fatores, o tratamento (Ea1, Ea2, Ea3, F1, F2) e freqüência de estimulação (2hz, 100hz). Newman Keuls *post hoc* foi utilizado quando necessário e o nível de significância ajustado para P<0.05.

5. Resultados

5.1. Tratamento crônico com etanol induziu a uma sensibilização locomotora.

Uma análise estatística ANOVA de uma via para medidas repetidas, revelou uma diferença significativa entre fatores relacionados a tratamentos crônicos (Salina vs Etanol) $[F_{(1,76)}=62.78$ $P<0.01]$ e nas mensurações de atividade locomotora (Basal, 1°, 7°, 14°, 21° dias) $[F_{(4,304)}=87.91$ $P<0.01]$. Houve, ainda, interação entre estes fatores $[F_{(4,304)}=107.81$ $P<0.01]$. Como esperado, nenhuma diferença foi encontrada entre os grupos tratados com Salina ou Etanol em relação a atividade locomotora basal. Por outro lado, o grupo tratado com etanol apresentou um aumento significativo e gradual no decorrer das mensurações de atividade locomotora. Estes animais, portanto, são considerados como animais "dependentes" no contexto da pesquisa científica experimental (ver figura 1).

Figura 1. Tratamento crônico com etanol induziu a uma sensibilização locomotora.

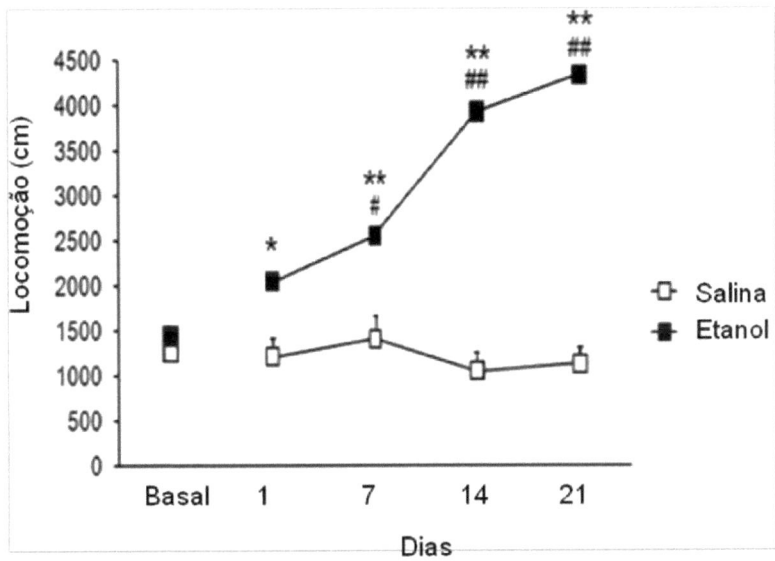

Fonte: Escosteguy-Neto,João Carlos. Efeitos da eletroacupuntura sobre a expressão de receptores canabinóides CB1 em camundongos abstinentes ao etanol. Dissertação Mestrado-Universidade Federal de São Paulo 2011.

A administração de etanol promove um aumento gradual e significativo de atividade locomotora durante a fase de tratamento. Os dados estão expressos como a média ± E.P.M. N=6 para grupo Salina e N=72 para os grupos Etanol. * P<0.05 ** P<0.01 em relação ao grupo Salina, no mesmo período. $^{\#}$ P<0.05 $^{\#\#}$ P<0.01 em relação ao primeiro dia de administração de etanol.

5.2. A eletroacupuntura preveniu a supra-regulação de receptores canabinóides CB1 induzida pela abstinência ao etanol.

A abstinência de etanol promoveu uma supra-regulação de receptores CB1 na região Infra límbica (IL P<0,05), núcleo acumbente core (Acbco P <0,05), estriado dorsolateral (DIS P<0,05), hipocampo (CA1 P <0,01), (CA3 P <0,01), em comparação com o grupo tratado com salina. Tal como descrito anteriormente, os camundongos foram submetidos a um estresse decorrente da imobilização, para o procedimento de eletroacupuntura. Assim, além do estresse provocado pela abstinência do etanol, todos os grupos tratados com etanol (exceto o grupo Controle) passaram por um estresse adicional da imobilização. Este procedimento de imobilizar os animais potencializou os efeitos da abstinência do etanol sobre a imunoreatividade dos receptores CB1 no núcleo acumbente core (AcbCo),estriado dorsolateral (DIS) e hipocampo (CA1 e CA3). Curiosamente, a imobilização inibiu estes efeitos sobre a imunoreatividade de CB1 no infra límbico (IL). Finalmente, o grupo imobilizado teve um aumento de CB1 em algumas regiões onde o etanol, *per se,* não modificou a imunoreatividade de CB1, como amígdala basolateral (BIA) , amígdala central (CeA) e área tegumentar ventral (VTA).

Após os procedimentos de eletroacupuntura, foram observados uma inibição da supra-regulação de receptores CB1 tanto desencadeado pela abstinência de etanol, quanto pelo estresse da imobilização. Estes efeitos são dependentes da estrutura analisada, associação de pontos e da freqüência da estimulação. Considerando o grupo 2HzEa1, pode-se observar um bloqueio dos efeitos da abstinência de etanol na região infra límbica e do estresse na amígdala basolateral e central, e na área tegumentar ventral. Este mesmo grupo ainda antagonizou os efeitos tanto da abstinência quanto do estresse no núcleo acumbente core, estriado dorsolateral e hipocampo nas regiões CA1 e CA3. O procedimento de alta frequência no grupo 100HzEa1, reverteu os efeitos da abstinência do etanol no infra límbico e do estresse nas áreas do hipocampo CA1 e CA3, amígdala basolateral e central e área tegumentar ventral. Efeitos similares foram encontrados na abstinência e estresse no núcleo acumbente core e estriado dorsolateral. Adicionalmente, o grupo de baixa freqüência, 2HzEa2, reverteu os efeitos da abstinência de etanol no infra límbico e do estresse no CA1,CA3, amígdala basolateral e central e área tegumentar ventral, além de bloquear os efeitos da abstinência e do estresse no núcleo acumbente core e estriado dorso lateral.

6. Discussão

O presente estudo demonstrou que há uma supra-regulação de receptores canabinóides CB1 em camundongos abstinentes de etanol em várias estruturas encefálicas, incluindo Infra límbico, núcleo acumbente core, estriado dorsolateral e hipocampo (CA1,CA3).

O estresse da imobilização também potencializou esta supra-regulação em todas as estruturas citadas acima exceto a região infra límbica. O estresse da imobilização acompanhado de abstinência de etanol potencializou esta supra-regulação na amígdala basolateral (BlA) e núcleo central da amígdala(CeA), bem como na área tegumentar ventral(VTA). Curiosamente, o procedimento de imobilização inibiu a supra-regulação destes receptores no infra límbico de camundongos abstinentes de etanol.

A eletroacupuntura quando providenciada em baixa frequência e na associação de pontos E-36 (Zusanli) e PC-6 (Neiguan), bem como em alta freqüência na associação de pontos Du-14 (Dazhui) and Du-20 (Bai Hui), demonstou ser a mais efetiva na inibição da supra-regulação de receptores canabinóides CB1.

Evidências anteriores relataram que o etanol de fato promove uma infra-regulação de receptores CB1. Quando ratos foram expostos agudamente ao etanol (8% etanol através de uma dieta líquida por um período de 24h), por exemplo, uma diminuição de níveis de CB1 na amígdala e córtex pré frontal foi observada. Outros estudos também demonstraram que uma administração intragastrica de 3g/Kg de etanol, diminuiu a expressão de mRNA CB1 no caudado putamen, amígdala central e núcleo hipotalamico ventromedial. Ainda, administração crônica de etanol diminuiu a expressão de CB1 na membrana plasmática das sinapses cerebrais de camundongos. Apesar destes achados, entretanto, a maioria destes receptores infra-regulados voltaram ao normal após um período de 24 h. Enquanto em outras situações, após dias de abstinencia, um aumento de mRNA e proteína de CB1 foram observados, sugerindo que de certa forma os receptores canabinóides CB1 tendem a sofrer uma infra-regulação durante a exposição ao etanol e uma supra-regulação quando em abstinência. Esta hipótese já foi confirmada por vários outros estudos, incluindo o uso de Rimonabanto, um agonista inverso/antagonista de receptores CB1, regulando o comportamento e desequilibrio de receptores induzidos pela abstinencia do etanol.

Os efeitos disfóricos da abstinencia de etanol podem ser estimulados pelo estresse. Além do etanol *per se*, a abstinência de outras drogas também podem ser potencializada, quando em exposição a situações estressantes, inclusive induzindo mais facilmente a recaídas durante o período de abstinência.

Em especial, neste modelo experimental de abstinência de etanol, a imobilização potencializou os efeitos da abstinência, além de supra-regular de forma significativa os receptores CB1 na amígdala e área tegumentar ventral. Esta supra-regulação pode estar relacionada principalmente com habituação e ou resposta do organismo ao estresse repetitivo.

A acupuntura vem sendo usada clinicamente para o alívio de sintomas relacionados ao estresse e também dos sintomas relacionados à abstinência ao etanol. Pontos como o Shenmen (C7) ou Neiguan (CS-6) bloquearam a diminuição de dopamina extracelular no núcleo acumbente durante a abstinência ao etanol. Nosso laboratório, também já havia comprovado a eficácia da associação de Zusanli (E-36) e Neiguan (CS-6), (mas não os mesmos pontos utilizados separadamente), bloqueando a expressão da homer1A mRNA durante a abstinência de etanol. Esta proteína, tem papel crucial na sinalização glutamatérgica, que está severamente alterada durante a abstinência ao etanol. Estes efeitos neurofisológicos também estão relacionados com a diminuição dos efeitos físicos da abstinência (hipermotilidade, rigidez da cauda e tremores).

Além dos efeitos comportamentais observados após o tratamento na abstinência, a eletroacupuntura também exerceu mudanças significativas na supra-regulação dos receptores CB1. É possível que esta supra-regulação de receptores CB1, visto nos grupos imobilizados, especialmente na amígdala e área tegumentar ventral, seja uma habituação ao estresse repetitivo. Considerando o efeito anti-estresse bem consolidado do tratamento com eletroacupuntura, os efeitos benéficos desta técnica sobre o estresse da imobilização, ao nosso ver, não está diretamente relacionado com a inibição deste fenômeno de habituação ao estresse, mas sim, da inibição das propriedades estressoras do procedimento de imobilização.

Quando estimulado o ponto E-36 com frequência de 2Hz, a eletroacupuntura reduz quadros comportamentais de ansiedade, bem como hipercortisolemia induzia por estresse de imobilização em ratos. Nesta mesma linha, uma estimulação em baixa frequência nos pontos Shaohai (C-3) e Neiguan (CS-6), reduziu aumentos esperados na pressão arterial, batimentos cardíacos e diminuiu níveis de norepinefrina e epinefrina resultantes de exposição ao estresse. A estimulação do ponto E-36 aumenta a atividade parasimpática do organismo e inibe a atividade simpática, quando ratos são expostos a um procedimento de imobilização e estresse similar.

Ainda, vários outros pontos de acupuntura, estão relacionados com efeito ansiolítico e a diminuição dos efeitos do estresse por imobilização. O achado mais importante, no entanto, refere-se ao efeito específico da eletroacupuntura. Curiosamente, baixa frequência de estimulação, na combinação de pontos E-36 (Zusanli) e CS-6 (Neiguan) foi muito mais eficaz do que a mesma associação de pontos ativada com alta freqüência, enquanto efeitos opostos foram observados quando o estímulo foi aplicado na combinação de pontos Du-14 (Dazhui) and Du-20 (Bai Hui).

Considerando que a estimulação em baixa frequência está mais relacionada com a ativação de sinalização MOR e que de alta frequência a ativação KOR, sugerimos que os efeitos encontrados na combinação E-36 (Zusanli) e CS-6 (Neiguan) sobre os receptores canabinóides CB1, pode estar associado, em partes, com a sinalização MOR. Consequentemente, a sinalização KOR parece estar mais relacionada com a eletroacupuntura da combinação Du-14 (Dazhui) and Du-20 (Bai Hui).

Considerando a primeira combinação de acupontos, E-36 (Zusanli) e CS-6 (Neiguan), nossos estudos estão de acordo com outras publicações, descrevendo maior analgesia por acupuntura através da estimulação do E-36, quando estimulados com baixa freqüência, sendo que estes efeitos foram abolidos pelo bloqueio farmacológico de receptores MOR. Em relação aos acupontos, Du-14 (Dazhui) e Du-20 (Bai Hui), aparentemente não há ainda estudos relatando diferenças quando estimulados em alta ou baixa freqüência.

Finalmente, em relação a perspectiva da medicina tradicional chinesa, O meridiano Du Mai, (relacionado ao grupo Ea2), tem importante efeito de acalmar a mente, enquanto os pontos relacionados com o grupo Ea1 (CS-6 and E-36) também estão relacionados com efeitos revigorantes da mente. Isso poderia sugerir que o grupo Ea2, diminui o estado estimulado da mente, durante o período de abstinência ao etanol, enquanto o grupo Ea1, traz benefícios estruturais para o cérebro.

7. Conclusão.

- Camundongos submetidos ao protocolo de sensibilização locomotora induzida pelo etanol e abstinentes ao álcool por 5 dias apresentam supra-regulação de receptores CB1 no córtex infra-límbico, núcleo acumbente core, CA1 e CA3

- O estresse de imobilização potencializou a supra-regulação de receptores CB1 induzida pelo etanol no núcleo acumbente core, CA1 e CA3.

- O estresse de imobilização promoveu supra-regulação de receptores CB1 nos núcleos basolateral e central da amígdala, bem como na área tegumentar ventral.

- A eletroacupuntura reverteu o processo de supra-regulação de receptores CB1. A especificidade e eficácia do procedimento dependeu da estrutura encefálica analisada, dos acupontos que foram estimulados e da frequência de estimulação.

8. Material suplementar

Figura 2.

Ea1: Para verificar o efeito da combinação de dois acupontos e seu efeito relacionado com o sistema nervoso central: i. E-36 (Zusanli) em camundongos é localizado bilateralmente a 1mm lateralmente a tuberosidade da tibia.; ii: CS-6 (Neiguan) em camundongos está localizado bilateralmente na porção ventral da extremidade distal do membro anterior, entre o rádio e a ulna, de cerca de 1 mm a partir da articulação do pulso e logo abaixo da pele.

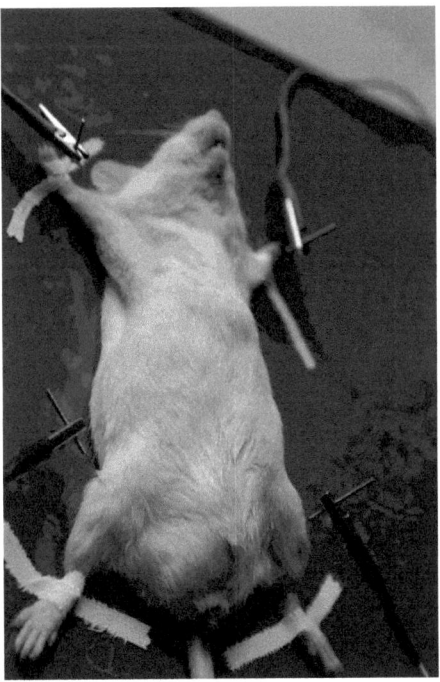

Fonte: Escosteguy-Neto,João Carlos. Efeitos da eletroacupuntura sobre a expressão de receptores canabinóides CB1 em camundongos abstinentes ao etanol. Dissertação Mestrado-Universidade Federal de São Paulo 2011.

Figura 3.

Ea2: Para avaliar a ação específica da associação entre acupontos Du-14 (Dazhui) e Du-20 (Bai Hui). Estes pontos de acupuntura foram, respectivamente, localizados logo abaixo do processo espinhoso da sétima vértebra cervical e na linha média dorsal na pele do crânio, correspondente ao bregma.

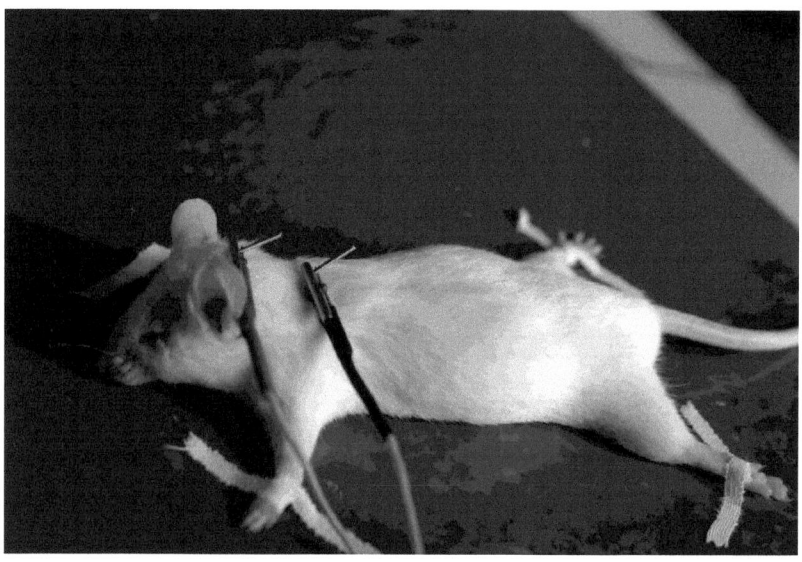

Fonte: Escosteguy-Neto,João Carlos. Efeitos da eletroacupuntura sobre a expressão de receptores canabinóides CB1 em camundongos abstinentes ao etanol. Dissertação Mestrado-Universidade Federal de São Paulo 2011.

Figura 4.

Ea3: Para avaliar a especificidade neurológica dos procedimentos EA1 e EA2, selecionamos o acuponto E-25 (Tianshu), dadas as suas ações periféricas (mas não centrais) significativas. Este ponto está localizado no abdômen, bilateralmente, sobre a linha horizontal que corta perpendicularmente a linha mediana anterior à distância de 5/13 da sínfise púbica.

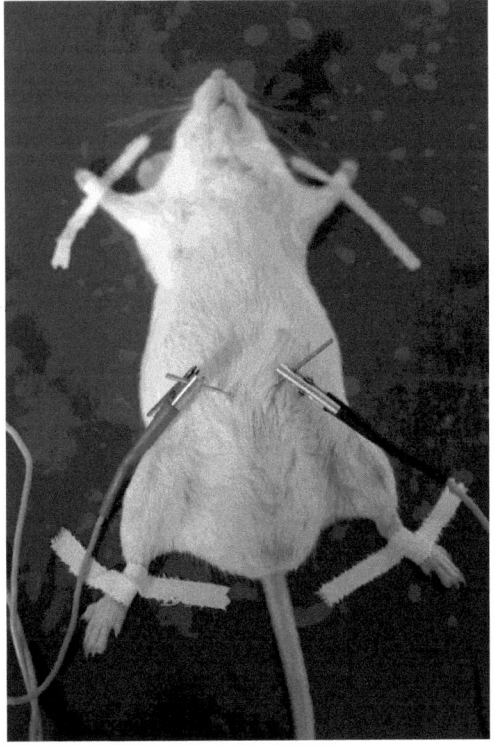

Fonte: Escosteguy-Neto,João Carlos. Efeitos da eletroacupuntura sobre a expressão de receptores canabinóides CB1 em camundongos abstinentes ao etanol. Dissertação Mestrado-Universidade Federal de São Paulo 2011.

Figura 5. Fotografia microscópica da imunoreatividade dos receptores canabinóides CB1.

Barra de escala=25 μm.

NAco=núcleo acumbente core; DIS= estriado dorsolateral; DmS= estriado dorsomedial;CA1 CA3= Regiões do hipocampo; Ca= Comissura anterior; Pyr = camada piramidal.

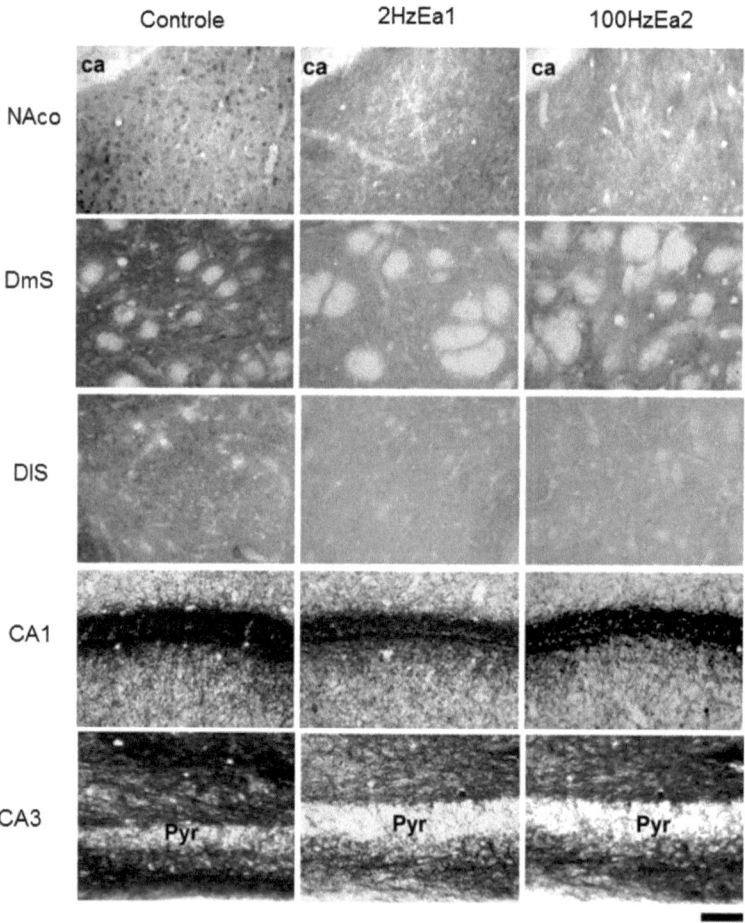

Fonte: Adaptado de Escosteguy-Neto et al.
Electroacupuncture inhibits CB1 upregulation induced by ethanol withdrawal in mice.
Neurochem Int. 2012.

Tabela 1. Grupos experimentais

Grupos (N=6)	Procedimento
Salina	Exposição repetida a salina por 21 dias e manipulação durante os 4 dias seguintes.
Controle	Exposição repetida ao etanol por 21 dias e manipulação durante os 4 dias seguintes.
Imob	Exposição repetida ao etanol por 21 dias e imobilização durante os 4 dias seguintes.
2HzEa1	Exposição repetida ao etanol por 21 dias e imobilização mais estimulação de baixa freqüência nos pontos E-36 e CS-6 durante os 4 dias seguintes.
100HzEa1	Exposição repetida ao etanol por 21 dias e imobilização mais estimulação de alta freqüência nos pontos E-36 e CS-6 durante os 4 dias seguintes.
2HzEa2	Exposição repetida ao etanol por 21 dias e imobilização mais estimulação de baixa freqüência nos pontos Du-14 e Du-20 durante os 4 dias seguintes.
100HzEa2	Exposição repetida ao etanol por 21 dias e imobilização mais estimulação de alta freqüência nos pontos Du-14 e Du-20 durante os 4 dias seguintes.

Fonte: Escosteguy-Neto,João Carlos. Efeitos da eletroacupuntura sobre a expressão de receptores canabinóides CB1 em camundongos abstinentes ao etanol. Dissertação Mestrado-Universidade Federal de São Paulo 2011.

Tabela 1.1 Grupos experimentais

Grupos (N=6)	Procedimento
2HzEa3	Exposição repetida ao etanol por 21 dias e imobilização mais estimulação de baixa freqüência no ponto E-25 durante os 4 dias seguintes.
100HzEa3	Exposição repetida ao etanol por 21 dias e imobilização mais estimulação de alta freqüência nos pontos E-25 durante os 4 dias seguintes.
2HzF1	Exposição repetida ao etanol por 21 dias e imobilização mais estimulação de baixa freqüência próxima aos pontos E-36 e CS-6 durante os 4 dias seguintes.
100HzF1	Exposição repetida ao etanol por 21 dias e imobilização mais estimulação de alta freqüência próxima aos pontos E-36 e CS-6 durante os 4 dias seguintes.
2HzF2	Exposição repetida ao etanol por 21 dias e imobilização mais estimulação de baixa freqüência próxima aos pontos Du-14 e Du-20 durante os 4 dias seguintes.
100HzF2	Exposição repetida ao etanol por 21 dias e imobilização mais estimulação de alta freqüência próxima aos pontos Du-14 e Du-20 durante os 4 dias seguintes.

Fonte: Escosteguy-Neto,João Carlos. Efeitos da eletroacupuntura sobre a expressão de receptores canabinóides CB1 em camundongos abstinentes ao etanol. Dissertação Mestrado-Universidade Federal de São Paulo 2011.

Tabela 2. Efeito da eletroacupuntura sobre a imunoreatividade de receptores canabinóides CB1 no mPFC.

mPFC

	PrL	IL	Cg1
Salina	26.2 ± 2.7	25.7 ± 2.8	29.3 ± 3.2
Controle	31.1 ± 1.8	36.1 ± 3.2 *	30.8 ± 1.5
Imobilizado	22.2 ± 5.5	25.2 ± 6.1 #	34.7 ± 5.2
2HzEa1	19.1 ± 3.5 #	18.7 ± 2.4 ##	27.1 ± 3.2
100HzEa1	17.2 ± 0.8 #	16.5 ± 1.4 ##	18.1 ± 1.6 †
2Hz Ea2	17.5 ± 2.1 #	15.8 ± 2.4 ##	16.5 ± 2.2 †
100Hz Ea2	19.1 ± 2.2 #	16.5 ± 1.6 ##	23.7 ± 5.3
One way ANOVA	$F_{(6,35)}$= 2.9 P<0.05	$F_{(6,35)}$= 5.4 P<0.01	$F_{(6,35)}$= 3.7 P=0.08

Os dados estão expressos como a média ± E.P.M. e representam a densidade de CB1, em valores médios de níveis de cinza x 10 [3]. *P<0.05 ** P<0.01 em relação ao grupo salina. # P<0.05 ## P<0.01 em relação ao grupo controle.
† P<0.05 †† P<0.01 em relação ao grupo imobilizado.

Fonte: Escosteguy-Neto,João Carlos. Efeitos da eletroacupuntura sobre a expressão de receptores canabinóides CB1 em camundongos abstinentes ao etanol. Dissertação Mestrado-Universidade Federal de São Paulo 2011.

Tabela 2.1 Efeito da eletroacupuntura sobre a imunoreatividade de receptores canabinóides CB1 no Estriado .

Estriado

	Acbco	Abcsh	DIS	DmS
Salina	24.3 ± 4.1	30.2 ± 2.5	24.3 ± 1.7	29.1 ± 3.4
Controle	33.3 ± 2.9*	28.8 ± 2.2	32.5 ± 2.8*	31.8 ± 3.6
Imobilizado	38.3 ± 4.4**	30.3 ± 3.3	37.3 ± 5.1**	32.5 ± 2.9
2HzEa1	21.1 ± 4.1$^{\#\dagger\dagger}$	14.1 ± 1.3$^{**\#\#\dagger\dagger}$	11.3 ± 3.5$^{*\#\#\dagger\dagger}$	9.1 ± 2.8$^{**\#\#\dagger\dagger}$
100HzEa1	16.1 ± 0.8$^{\#\#\dagger\dagger}$	18.1 ± 2.3$^{**\#\#\dagger\dagger}$	17.3 ± 2.4$^{\#\#\dagger\dagger}$	20.1 ± 4.6$^{*\#\dagger}$
2Hz Ea2	13.5 ± 2.4$^{\#\#\dagger\dagger}$	14.7 ± 2.5$^{**\#\#\dagger\dagger}$	14.8 ± 1.7$^{\#\#\dagger\dagger}$	15.2 ±1.7$^{**\#\#\dagger\dagger}$
100Hz Ea2	16.3 ± 1.5$^{\#\#\dagger\dagger}$	15.5 ± 0.9$^{**\#\#\dagger\dagger}$	10.7 ± 1.7$^{*\#\#\dagger\dagger}$	12.5 ±1.8$^{**\#\#\dagger\dagger}$
One way ANOVA	$F_{(6,35)}$= 8.9 $P<0.01$	$F_{(6,35)}$=11.5 $P<0.01$	$F_{(6,35)}$=12.7 $P<0.01$	$F(6,35)$= 9.6 $P<0.01$

Os dados estão expressos como a média ± E.P.M. e representam a densidade de CB1, em valores médios de níveis de cinza x 10^3. $^*P<0.05$ ** $P<0.01$ em relação ao grupo salina. $^\#$ $P<0.05$ $^{\#\#}$ $P<0.01$ em relação ao grupo controle. † $P<0.05$ †† $P<0.01$ em relação ao grupo imobilizado.

Fonte: Escosteguy-Neto,João Carlos. Efeitos da eletroacupuntura sobre a expressão de receptores canabinóides CB1 em camundongos abstinentes ao etanol. Dissertação Mestrado-Universidade Federal de São Paulo 2011.

Tabela 2.2 Efeito da eletroacupuntura sobre a imunoreatividade de receptores canabinóides CB1 no hipocampo, amígdala e VTA.

Hipocampo

	CA1	CA2	CA3	DG
Salina	7.1 ± 0.5	8.8 ± 1.2	10.5 ± 2.1	24.3 ± 6.3
Controle	$30.7 \pm 4.2^{**}$	12.9 ± 3.5	$34.2 \pm 5.2^{**}$	37.3 ± 3.3
Imobilizado	$49.7 \pm 7.1^{**\#\#}$	9.1 ± 3.4	$57.7 \pm 2.6^{**\#\#}$	$41.3 \pm 5.9^{*}$
2HzEa1	$9.5 \pm 3.4^{\#\dagger\dagger}$	10.1 ± 2.4	$18.1 \pm 1.3^{\#\#\dagger\dagger}$	$13.5 \pm 2.1^{\#\#\dagger\dagger}$
100HzEa1	$24.7 \pm 6.9^{\dagger\dagger}$	13.6 ± 3.2	$34.3 \pm 5.1^{**\dagger\dagger}$	28.8 ± 3.4
2Hz Ea2	$17.1 \pm 2.1^{\dagger\dagger}$	12.2 ± 3.4	$27.3 \pm 1.4^{**\dagger\dagger}$	$24.2 \pm 1.9^{\dagger}$
100Hz Ea2	$13.8 \pm 2.6^{\#\dagger\dagger}$	14.3 ± 3.1	$27.2 \pm 3.1^{**\dagger\dagger}$	32.2 ± 2.8
One way ANOVA	$F_{(6,35)}=11.1$ $P<0.01$	$F_{(6,35)}= 1.3$ $P=0.32$	$F_{(6,35)}=20.2$ $P<0.01$	$F_{(6,35)}= 5.3$ $P<0.01$

Amígdala e VTA

	BIA	CeA	VTA
Salina	20.5 ± 1.1	21.1 ± 1.8	20.7 ± 4.1
Controle	25.7 ± 3.3	23.5 ± 3.4	23.1 ± 2.7
Imobilizado	$48.7 \pm 4.9^{**\#\#}$	$43.1 \pm 5.9^{**\#\#}$	$37.7 \pm 5.5^{**\#\#}$
2HzEa1	$17.3 \pm 1.1^{\dagger\dagger}$	$14.7 \pm 1.8^{\dagger\dagger}$	$18.3 \pm 1.8^{\dagger\dagger}$
100HzEa1	$22.2 \pm 2.8^{\dagger\dagger}$	$19.1 \pm 2.9^{\dagger\dagger}$	$18.5 \pm 2.1^{\dagger\dagger}$
2Hz Ea2	$15.1 \pm 1.3^{\#\#\dagger\dagger}$	$14.3 \pm 1.9^{\dagger\dagger}$	$14.1 \pm 0.4^{\dagger\dagger}$
100Hz Ea2	$10.3 \pm 1.7^{*\#\#\dagger\dagger}$	$22.7 \pm 2.1^{\dagger\dagger}$	$11.7 \pm 1.1^{\dagger\dagger}$
One way ANOVA	$F_{(6,35)}=22.8$ $P<0.01$	$F_{(6,35)}= 9.5$ $P<0.01$	$F_{(6,35)}= 7.9$ $P<0.01$

Os dados estão expressos como a média ± E.P.M. e representam a densidade de CB1, em valores médios de níveis de cinza x 10^{3}. $^{*}P<0.05$ $^{**}P<0.01$ em relação ao grupo salina. $^{\#}P<0.05$ $^{\#\#}P<0.01$ em relação ao grupo controle. $^{\dagger}P<0.05$ $^{\dagger\dagger}P<0.01$ em relação ao grupo imobilizado.

Fonte: Escosteguy-Neto,João Carlos. Efeitos da eletroacupuntura sobre a expressão de receptores canabinóides CB1 em camundongos abstinentes ao etanol. Dissertação Mestrado-Universidade Federal de São Paulo 2011.

Tabela 3. Comparação entre os procedimentos da eletroacupuntura com seus respectivos controles (EA3 e F1 F2), em relação aos receptores CB1 no mPFC.

mPFC

	PrL	IL	Cg1
2 Hz Ea1	19.1 ± 3.5 ¥¥‡	18.7 ± 2.4 ¥¥‡‡	27.1 ± 3.2
100Hz Ea1	7.2 ± 0.8 ¥¥‡	16.5 ± 1.4 ‡‡	18.1 ± 1.6
2 Hz Ea2	17.5 ± 2.1 ¥‡	15.8 ± 2.4 ‡‡	16.5 ± 2.2
100Hz Ea2	19.1 ± 2.2 ¥‡	16.5 ± 1.6 ¥¥‡‡	23.7 ± 5.3
2Hz F1	39.7 ± 6.8	38.1 ± 8.2	40.3 ± 3.7
100Hz F1	48.5 ± 7.2	30.7 ± 5.3	23.7 ± 6.6
2Hz F2	32.3 ± 1.7	22.8 ± 3.1	25.3 ± 1.9
100Hz F2	35.5 ± 2.1	39.1 ± 1.8	33.7 ± 3.9
2HzEa3	36.1 ± 4.9	39.3 ± 3.1	34.3 ± 4.6
100Hz Ea3	37.3 ± 4.5	41.3 ± 2.6	36.5 ± 6.1
Two way ANOVA	$F_{(4,50)}= 2.9$ $P<0.05$	$F_{(4,50)}= 9.1$ $P<0.01$	$F_{(4,50)}= 2.3$ $P=0.09$

Os dados estão expressos como a média $\pm$ E.P.M. e representam a densidade de CB1, em valores médios de níveis de cinza x 10^3. ¥P<0.05 ¥¥ P<0.01 em relação ao seu respective procedimento falso. ‡ P<0.05 ‡‡ P<0.01 em relação ao seu respectivo procedimento EA3. Os valores de F estão relacionados a interação entre os tratamentos (EA1, EA2, EA3, F1, F2) e freqüência (2hz 100hz).

Fonte: Escosteguy-Neto,João Carlos. Efeitos da eletroacupuntura sobre a expressão de receptores canabinóides CB1 em camundongos abstinentes ao etanol. Dissertação Mestrado-Universidade Federal de São Paulo 2011.

Tabela 3.1 Comparação entre os procedimentos da eletroacupuntura com seus respectivos controles (EA3 e F1 F2), em relação aos receptores CB1 no estriado.

Estriado

	Acbco	Abcsh	DIS	DmS
2 Hz Ea1	$21.1 \pm 4.1^{¥‡}$	$14.1 \pm 1.3^{¥¥‡‡}$	$11.3 \pm 3.5^{¥¥‡‡}$	$9.1 \pm 2.8^{¥¥‡‡}$
100Hz Ea1	$16.1 \pm 0.8^{‡‡}$	$18.1 \pm 2.3^{¥¥‡‡}$	$17.3 \pm 2.4^{¥¥}$	$20.1 \pm 4.6^{¥}$
2 Hz Ea2	$13.5 \pm 2.4^{¥¥‡‡}$	$14.7 \pm 2.5^{¥¥‡‡}$	$14.8 \pm 1.7^{‡‡}$	$15.2 \pm 1.7^{¥‡‡}$
100Hz Ea2	$16.3 \pm 1.5^{¥¥‡‡}$	$15.5 \pm 0.9^{‡‡}$	$10.7 \pm 1.7^{¥¥‡}$	$12.5 \pm 1.8^{¥¥‡‡}$
2Hz F1	39.7 ± 5.3	35.3 ± 9.7	40.8 ± 5.4	44.7 ± 4.8
100Hz F1	26.1 ± 7.3	39.5 ± 1.8	41.8 ± 8.4	36.5 ± 4.1
2Hz F2	34.2 ± 1.1	37.7 ± 3.2	25.3 ± 4.4	28.7 ± 4.9
100Hz F2	36.1 ± 3.6	26.7 ± 4.6	38.8 ± 3.2	35.1 ± 5.1
2HzEa3	37.3 ± 3.9	35.2 ± 2.8	36.5 ± 2.7	36.2 ± 4.1
100Hz Ea3	35.5 ± 3.9	42.1 ± 4.8	29.5 ± 3.2	31.5 ± 2.5
Two way ANOVA	$F_{(4,50)}=18.7$ $P<0.01$	$F_{(4,50)}=16.4$ $P<0.01$	$F_{(4,50)}=11.3$ $P<0.01$	$F_{(4,50)}=9.7$ $P<0.01$

Os dados estão expressos como a média ± E.P.M. e representam a densidade de CB1, em valores médios de níveis de cinza x 10^3. ¥$P<0.05$ ¥¥ $P<0.01$ em relação ao seu respective procedimento falso. ‡ $P<0.05$ ‡‡ $P<0.01$ em relação ao seu respectivo procedimento EA3. Os valores de F estão relacionados a interação entre os tratamentos (EA1, EA2, EA3, F1, F2) e freqüência (2hz 100hz).

Fonte: Escosteguy-Neto,João Carlos. Efeitos da eletroacupuntura sobre a expressão de receptores canabinóides CB1 em camundongos abstinentes ao etanol. Dissertação Mestrado-Universidade Federal de São Paulo 2011.

Tabela 3.2 Comparação entre os procedimentos da eletroacupuntura com seus respectivos controles (EA3 e F1 F2), em relação aos receptores CB1 no hipocampo. amígdala e VTA.

Hipocampo

	CA1	CA2	CA3	DG
2 Hz Ea1	9.5 ± 3.4 ¥¥‡‡	ND	18.1 ± 1.3	13.5 ± 2.1 ¥‡
100Hz Ea1	24.7 ± 6.9	ND	34.3 ± 5.1	28.8 ± 3.4 ¥¥
2 Hz Ea2	17.1 ± 2.1	ND	27.3 ± 1.4	24.2 ± 1.9
100Hz Ea2	13.8 ± 2.6 ¥¥‡	ND	27.2 ± 3.1	32.2 ± 2.8
2Hz F1	45.1 ± 4.5	ND	30.3 ± 3.9	35.2 ± 5.8
100Hz F1	37.1 ± 9.1	ND	22.1 ± 5.2	62.1 ± 4.1
2Hz F2	36.8 ± 4.1	ND	33.2 ± 7.1	37.5 ± 8.4
100Hz F2	46.1 ± 6.9	ND	46.1 ± 7.6	41.3 ± 5.5
2HzEa3	39.7 ± 6.1	ND	32.8 ± 6.8	36.5 ± 7.3
100Hz Ea3	37.3 ± 3.9	ND	29.7 ± 1.3	36.3 ± 5.4
Two way ANOVA	$F_{(4,50)}= 5.2$ $P<0.01$	ND	$F_{(4,50)}= 1.8$ $P=0.12$	$F_{(4,50)}= 6.8$ $P<0.01$

Os dados estão expressos como a média $\pm$ E.P.M. e representam a densidade de CB1, em valores médios de níveis de cinza x 10^3. ¥P<0.05 ¥¥ P<0.01 em relação ao seu respective procedimento falso. ‡ P<0.05 ‡‡ P<0.01 em relação ao seu respectivo procedimento EA3. Os valores de F estão relacionados a interação entre os tratamentos (EA1, EA2, EA3, F1, F2) e freqüência (2hz 100hz). ND=Não disponível.

Fonte: Escosteguy-Neto,João Carlos. Efeitos da eletroacupuntura sobre a expressão de receptores canabinóides CB1 em camundongos abstinentes ao etanol. Dissertação Mestrado-Universidade Federal de São Paulo 2011.

Tabela 3.3 Comparação entre os procedimentos da eletroacupuntura com seus respectivos controles (EA3 e F1 F2), em relação aos receptores CB1 na amígdala e VTA.

Amígdala e VTA

	BIA	CeA	VTA
2 Hz Ea1	17.3 ± 1.1	14.7 ± 1.8 $^{¥}$	18.3 ± 1.8
100Hz Ea1	22.2 ± 2.8 $^{¥¥}$	19.1 ± 2.9	18.5 ± 2.1
2 Hz Ea2	15.1 ± 1.3 $^{¥}$	14.3 ± 1.9	14.1 ± 0.4 $^{¥}$
100Hz Ea2	10.3 ± 1.7 $^{¥¥‡}$	22.7 ± 2.1	11.7 ± 1.1 $^{¥¥‡‡}$
2Hz F1	26.5 ± 5.9	36.1 ± 6.6	28.1 ± 6.5
100Hz F1	50.1 ± 6.7	26.7 ± 6.5	27.5 ± 4.4
2Hz F2	35.7 ± 6.2	18.3 ± 4.6	30.3 ± 4.6
100Hz F2	45.1 ± 5.2	28.7 ± 4.5	34.3 ± 4.2
2HzEa3	25.2 ± 4.6	25.5 ± 3.8	24.7 ± 4.9
100Hz Ea3	30.3 ± 3.7	33.5 ± 0.7	31.5 ± 2.5
Two way ANOVA	$F_{(4,50)}$= 5.8 $P<0.01$	$F_{(4,50)}$= 2.9 $P<0.05$	$F_{(4,50)}$= 4.2 $P<0.01$

Os dados estão expressos como a média ± E.P.M. e representam a densidade de CB1, em valores médios de níveis de cinza x 10 ^{3}. $^{¥}P<0.05$ $^{¥¥}$ $P<0.01$ em relação ao seu respective procedimento falso. ‡ $P<0.05$ ‡‡ $P<0.01$ em relação ao seu respectivo procedimento EA3. Os valores de F estão relacionados a interação entre os tratamentos (EA1, EA2, EA3, F1, F2) e freqüência (2hz 100hz). ND=Não disponível.

Fonte: Escosteguy-Neto,João Carlos. Efeitos da eletroacupuntura sobre a expressão de receptores canabinóides CB1 em camundongos abstinentes ao etanol. Dissertação Mestrado-Universidade Federal de São Paulo 2011.

A parte experimental desta dissertação foi realizada no Laboratório de Pesquisa em Acupuntura - Disciplina de Ortopedia – Setor de Medicina Chinesa-Acupuntura da Universidade Federal de São Paulo-Brasil. O autor foi bolsista Capes.

9. Referências Bibliográficas

American Psychiatric Association, 1994. Diagnostic and Statistical Manual of Mental Disorders. 4th ed. American Psychiatric Press, Washington, DC.

Basavarajappa, B.,S., Cooper, T.B., Hungund, B.L., 1998. Chronic ethanol administration downregulates cannabinoid receptors in mouse brain synaptoplasma membrane. Brain Res. 793, 212-218.

Basavarajappa, B.S., Hungund, B.L., 1999. Down-regulation of cannabinoid receptor agonist stimulated [35S]GTPγS binding in synaptic plasma membrane from chronic ethanol exposed mouse. Brain Res. 815 , 89-97.

Beadles-Bohling, A.S., Wiren, K.M., 2006. Anticonvulsive effects of kappa-opioid receptor modulation in an animal model of ethanol withdrawal. Genes Brain Behav. 5, 483-496.

Berrendero, F., Maldonado, R., 2002. Involvement of the opioid system in the anxiolytic-side effects induced by Δ9-tetrahydrocannabinol. Psychopharmacology 163, 111-117.

Briand, L.A., Blendy, J.A., 2010. Molecular and genetic substrates linking stress and addiction. Brain Res. 1314, 219-234.

Camarini R., Frussa-Filho R., Monteiro M.G., Calil H.M., 2000. MK-801 blocks the development of behavioral sensitization to the ethanol. Alcohol Clin Exp Res 24:285–290.

Cho, S.H., Whang, W.W., 2009. Acupuncture for alcohol dependence: a systematic review. Alcohol. Clin. Exp. Res. 33, 1305-1313.

Cippitelli, A., Cannella, N., Braconi, S. Duranti, A., Tontini, A., Bilbao, A., Defonseca, F.R., Piomelli, D., Ciccocioppo, R., 2008. Increase of brain endocannabinoid anandamide levels by FAAH inhibition and alcohol abuse behaviours in the rat. Psychopharmacology 198, 449-460.

De Petrocellis L, Di Marzo V., 2009. An introduction to the endocannabinoid system: from the early to the latest concepts. Best Pract Res Clin Endocrinol Metab, 23:1-15.

Deroche, V., Le Moal, M., Piazza, P.V., 1999. Cocaine self-administration increases the incentive motivational properties of the drug in rats. Eur. J. Neurosci. 11, 2731-2736.

Devane W.A., Dysarz F.A.III, Johnson M.R., Melvin L.S., Howlett AC. 1988. Determination and characterization of a cannabinoid receptor in rat brain.Mol. Pharmacol.34:605–13

De Vries, T.J., Schoffelmeer, A.N., Binnekade, R., Mulder, A.H., Vanderschuren, L.J., 1998. Drug induced reinstatement of heroin- and cocaine-seeking behaviour following long-term extinction is associated with expression of behavioral sensitization. Eur. J. Neurosci. 10, 3565- 3571.

De Vries TJ, Schoffelmeer AN., 2005. Cannabinoid CB1 receptors control conditioned drug seeking. Trends Pharmacol Sci, 26:420-426.

Di Chiara, G., Imperato, A., 1988. Opposite effects of mu and kappa opiate agonists on dopamine release in the nucleus accumbens and in the dorsal caudate of freely moving rats. J. Pharmacol. Exp. Ther. 244, 1067–1080.

Di Marzo, V., Melck, D., Bisogno, T., De Petrocellis, L., 1998. Endocannabinoids: endogenous cannabinoid receptor ligands with neuromodulatory action. Trends Neurosci. 21, 521-528.

Di Marzo, V., 2009. The endocannabinoid system: its general strategy of action, tools for its pharmacological manipulation and potential therapeutic exploitation. Pharmacol Res, 60:77-84.

Dos Santos, J.G., Filev, R., Coelho, C.T., Yamamura, Y., Mello, L.E., Tabosa, A., 2009. Electroacupuncture inhibits ethanol-induced locomotor sensitizationand alters homer1A mRNA expression in mice. Alcohol. Clin. Exp. Res. 33, 1469-1475.

Escosteguy-Neto, J.C., Fallopa, P., Varela, P., Filev, R., Tabosa, A., Santos-Junior, JG. 2012. Electroacupuncture inhibits CB1 Upregulation induced by ethanol withdrawal in mice. Neurochem Int. 61(2):277-85.

Escosteguy-Neto,João Carlos. Efeitos da eletroacupuntura sobre a expressão de receptores canabinóides CB1 em camundongos abstinentes ao etanol. Dissertação Mestrado-Universidade Federal de São Paulo.Escola Paulista de Medicina. Programa de Pós-Graduação em Neurologia/Neurociência.2011.XIV/60.

Everitt B.J., Robbins, T.W., 2005. Neural systems of reinforcement for drug addiction: from actions to habits to compulsion. Nat Neurosci 8: 1481-9.

Ferrer, B., Bermúdez-Silva, F.J., Bilbao, A., Alvarez-Jaimes, L., Sánchez-Vera, I., Giuffrida, A., Serrano, A., Baixeras, E., Navarro, M., Parsons, L.H., Piomelli, D., Rodríguez de Fonseca, F. 2007. Regulation of brain anandamide by acute administration of ethanol. Biochem. J. 404, 97- 104.

Fride, E., Suris, R., Weidenfeld, J., Mechoulam, R., 2005. Differential response to acute and repeated stress in cannabinoid CB1 receptor knockout newborn and adult mice. Behav. Pharmacol. 16, 431-440.

Fu, L.W., Longhurst, J.C., 2009. Electroacupuncture modulates vlPAG release of GABA through presynaptic cannabinoid CB1 receptors. J. Appl. Physiol. 106, 1800-1809.

Gaoni Y., Mechoulam R., 1964. Isolation, structure and partial synthesis of an active constituent of hashish. J. Am. Chem. Soc.86:1646–47.

González, S., Cascio, M.G., Fernández-Ruiz, J., Fezza, F., Di Marzo, V., Ramos, J.A., 2002a. Changes in endocannabinoid contents in the brain of rats chronically exposed to nicotine, ethanol or cocaine. Brain Res. 954, 73-81.

González, S., Fernández-Ruiz, J., Sparpaglione, V., Parolaro, D., Ramos, J.A., 2002b. Chronic exposure to morphine, cocaine or ethanol in rats produced different effects in brain cannabinoid CB1 receptor binding and mRNA levels, Drug Alcohol Depend. 66, 77-84.

González, S., Valenti, M., de Miguel, R., Fezza, F., Fernández-Ruiz, J., Di Marzo, V. Ramos, J.A. 2004. Changes in endocannabinoid contents in reward-related brain regions of alcoholexposed rats, and their possible relevance to alcohol relapse, Br. J. Pharmacol. 143, 455-464.

Guimaraes, C.M., Pinge, M.C., Yamamura, Y., Mello, L.E., 1997. Effects of acupuncture on behavioral, cardiovascular and hormonal responses in restraint-stressed Wistar rats. Braz. J. Med. Biol. Res. 30, 1445-1450.

Guimarães, F.S., de Aguiar, J.C., Mechoulam, R., Breuer, A., 1994. Anxiolytic effect of cannabidiol derivatives in the elevated plus-maze. Gen. Pharmacol. 25, 161-164.

Hadjiconstantinou, M., Neff, N.H., 2010. Nicotine and endogenous opioids: neurochemical and pharmacological evidence. Neuropharmacology, [Epub ahead of print].

Haller, J., Varga, B., Ledent, C., Freund, T.F., 2004. CB1 cannabinoid receptors mediate anxiolytic effects: convergent genetic and pharmacological evidence with CB1-specific agents, Behav. Pharmacol. 15, 299-304.

Han, J.S., 2003. Acupuncture: neuropeptide release produced by electrical stimulation of different frequencies. Trends Neurosci. 26, 17-22.

Han, J.S., 2004. Acupuncture and endorphins. Neurosci. Lett. 361, 258-261.

Han, J.S., Zhang, R.L., 1993. Supression of morphine abstinence syndrome by body electroacupuncture of different frequencies in rats. Drug Alcohol Depend. 31, 169-175.

Hill, M.N., Hunter, R.G., McEwen, B.S., 2009a. Chronic stress differentially regulates cannabinoid CB1 receptor binding in distinct hippocampal subfields. Eur. J. Pharmacol. 614, 66-69.

Hill, M.N., McLaughlin, R.J, Morrish A.C., Viau, V., Floresco, S.B., Hillard, C.J., Gorzalka, B.B., 2009b. Suppression of amygdalar endocannabinoid signaling by stress contributes to activation of the hypothalamic-pituitary-adrenal axis. Neuropsychopharmacology 34, 2733-2745.

Hill, M.N., McLaughlin, R.J., Bingham, B., Shrestha, L., Lee, T.T., Gray, J.M., Hillard, C.J., Gorzalka, B.B., Viau, V., 2010. Endogenous cannabinoid signaling is essential for stress adaptation. Proc. Natl. Acad. Sci. U.S.A. 107, 9406-9411.

Horder J, Harmer CJ, Cowen PJ, McCabe C., 2010. Reduced neural response to reward following 7 days treatment with the cannabinoid CB1 antagonist rimonabant in healthy volunteers. Int J Neuropsychopharmacol, 29:1-11.

Howlett A.C., Barth F., Bonner T.I., Cabral G., Casellas P., Devane W.A., et al., 2002. International Union of Pharmacology. XXVII. Classification of cannabinoid receptors. Pharmacol Rev, 54:161-202.

Howlett A.C., Qualy J.M., Khachatrian L.L., 1986. Involvement of Gi in the inhibition of adenylate cyclase by cannabimimetic drugs.Mol. Pharmacol.29:307–13.

Imai, K., Ariga, H., Takahashi, T., 2009. Electroacupuncture improves imbalance of autonomic function under restraint stress in conscious rats. Am. J. Chin. Med. 37, 45-55.

Kalivas PW, Volkow ND., 2005. The neural basis of addiction: a pathology of motivation and choice. Am J Psychiatry 162: 1403-13.

Karst, M., Passie, T., Friedrich, S., Wiese, B., Schneider, U., 2002. Acupuncture in the treatment of alcohol withdrawal symptoms: a randomized, placebo-controlled inpatient study. Addict.Biol. 7, 415-419.

Kim, J.H., Chung, J.Y., Kwon, Y.K., Kim, K.J., Yang, C.H., Hahm, D.H., Lee, H.J., Pyun, K.H., Shim, I., 2005. Acupuncture reduces alcohol withdrawal syndrome and c-Fos expression in rat brain. Am. J. Chin. Med. 33,887-896.

Kim, J.H., Min, B.I., Na, H.S., Park, D.S., 2004. Relieving effects of electroacupuncture on mechanical allodynia in neuropathic pain model of inferior caudal trunk injury in rat: mediation by spinal opioid receptor. Brain Res. 998, 230-236.

Koob, G.F., Le Moal, M., 1997. Drug abuse: hedonic homeostatic dysregulation. Science 278, 52-58.

Koob, G.F., Le Moal, M., 2001. Drug addiction, dysregulation of reward and allostasis. Neuropsychopharmacology 24, 97-129.
Koob, G.F., Le Moal, M., 2008. Addiction and antireward system. Ann. Rev. Psychol. 59, 29-53.

Koob GF., 2003. Alcoholism: allostasis and beyond. Alcohol Clin Exp Res 27:232–243

Koob G.F., Le Moal M., 2008. Addiction and antireward system. Ann. Rev. Psychol. 59, 29-53.

Koob GF., 2009. Neurobiological substrates for the dark side of compulsivity in addiction._Neuropharmacology. 2009;56 Suppl 1:18-31. Epub 2008 Aug 7.

Koob GF, Volkow ND., 2010. Neurocircuitry of addiction. Neuropsychopharmacology, Jan: 35(1):217-38

Le Moal M, Koob GF., 2007. Drug addiction: pathways to the disease and pathophysiological perspectives. Eur Neuropsychopharmacol, 17:377-393.

Laviolette SR, Grace AA., 2006. The roles of cannabinoid and dopamine receptor systems in neural emotional learning circuits: implications for schizophrenia and addiction. Cell Mol Life Sci, 63:1597-1613.

Le, A.D., Quan, B., Juzytch, W., Fletcher, P.J., Joharchi, N., Shaham, Y., 1998. Reinstatement of alcohol-seeking by priming injections of alcohol and exposure to stress in rats. Psychopharmacology 135, 169-174.

Lee, H.J., Lee, B., Choi, S.H., Hahm, D.H., Kim, M.R., Roh, P.U., Pyun, K.H., Golden, G., C.H. Yang, Shim, I., 2004.

Electroacupuncture reduces stress-induced expression of c-fos in the brain of the rat. Am. J. Chin. Med. 32, 795–806.

Lee, H.J., Lee, B., Choi, S.H., Hahm,D.H.,Klim, M.R., Roh, P.U., Pyun, K.H., Golden, Li, P., Tjen-A-Looi, S., Longhurst, J.C., 2001. Rostral ventrolateral medullary opioid receptor subtypes in the inhibitory effect of electroacupuncture on reflex autonomic response in cats. Auton. Neurosci. 89, 38-47.

Liang, X.B., Liu X.Y., Li, F.Q., Luo, Y., Lu, J., Zhang, W.M., Han, J.S., 2002. Long-term high frequency electroacupuncture stimulation prevents neuronal degeneration and up regulates BDNF mRNA in the substantia nigra and ventral tegmental area following medial forebrain bundle axotomy. Mol. Brain. Res. 108, 51-59.

Lopez-Moreno JA, Gonzalez-Cuevas G, Moreno G, Navarro M., 2008. The pharmacology of the endocannabinoid system: functional and structural interactions with other neurotransmitter systems and their repercussions in behavioral addiction. Addiction Biol, 13:160-187.

Lopez-Moreno, J.A., Lopez-Jimenez, A., Gorriti, M.A., de Fonseca, F.R., 2010. Functional interaction between endogenous cannabinoid and opioid systems: focus on alcohol, genetics and drug-addicted behaviors. Curr. Drug Targets 11, 406-428.

Maciocia, G., 1989. The Foundations of Chinese Medicine. A Comprehensive Text for Acupuncturists and Herbalists. Churchill Livingstone,U.K.

Maldonado, R., Valverde, O., Berrendero, F., 2006. Involvement of the endocannabinoid system in drug addiction. Trends Neurosci. 29, 225-232.

Manzanares J, Ortiz S, Oliva JM, Pérez-Rial S, Palomo T., 2005. Interactions between cannabinoid and opioid receptor systems in the mediation of ethanol effects. Alcohol Alcohol, 40:25-34.

Margolin A., 2003. Acupuncture for substance abuse. Curr Psychiatry Rep, 5:333-339.

Matsuda L.A., Lolait S.J., Brownstein M.J., Young A.C., Bonner T.I., 1990. Structure of a cannabinoid receptor and functional expression of the cloned cDNA. Nature 346:561–64.

Mechoulam R·' Parker L.A.,2013. The endocannabinoid system and the brain. Annu Rev Psychol.,64:21-47.

Micale V·, Di Marzo V., Sulcova A., Wotjak C.T., Drago F., 2013. Endocannabinoid system and mood disorders: priming a target for new therapies. Pharmacol Ther. Apr;138(1):18-37.

Mills EJ, Wu P, Gagnier J, Ebbert JO., 2005. Efficacy of acupuncture for cocaine dependence: a systematic review and meta-analysis. Harm Reduct J, 2:4.

Milton, L.B., Thomas, J.K., Robert, E.S., Scott, K.L., Patricia, D.C., Tacey, A.B., Christopher, J.N.,2002. A large randomized placebo controlled study of auricular acupuncture for alcohol dependence. J. Subst. Abuse Treat. 22, 71-77.

Mitrirattanakul, S., Lopez-Valdes, H.E., Liang, J., Matsuda, Y., Mackie, K., Faull, K.F., Spigelman,I., 2007. Bidirectional alterations of hippocampal cannabinoid 1 receptors and their endogenous ligands in a rat model of alcohol withdrawal and dependence. Alcohol. Clin. Exp. Res. 31, 855-867.

Moreira FA, Grieb M, Lutz B., 2009. Central side-effects of therapies based on CB1 cannabinoid receptor agonists and antagonists: focus on anxiety and depression. Best Pract Res Clin Endocrinol Metab, 23:133-144.

Naassila, M., Pierrefiche, O., Ledent, C., Daoust, M., 2004. Decreased alcohol self-administration and increased alcohol sensitivity and withdrawal in CB1 receptor Knockout mice. Neuropharmacology 46, 243-253.

O'Connor, J., Bensky, D., 1981. Acupuncture – A Comprehensive Text. Washington, Eastland Press Incorporated, U.S.A.

Oliva, J.M., Ortiz, S., Pérez-Rial, S., Manzanares, J., 2008. Time dependent alterations on tyrosine hydroxylase, opioid and cannabinoid CB1 receptor gene expressions after acute ethanol administration in the rat brain. Eur. Neuropsychopharmacol. 18, 373-382.

Ortiz, S., Oliva, J.M., Pérez-Rial, S, Palomo , T., Manzanares, J., 2004. Chronic ethanol consumption regulates cannabinoid CB1 receptor gene expression in selected regions of rat brain. Alcohol Alcohol 39, 88-92.

Park, H.J., Kim, H.Y., Hahm, D.H., Lee, H., Kim, K.S., Shim, I., 2010. Electroacupuncture to ST36 ameliorates behavioral and biochemical responses to restraint stress in rats. Neurol. Res. 32 Suppl 1, 111-115.

Parolaro, D., Rubino, T., Vigano, D., Massi, P., Guidali, C., Realini, N., 2010. Cellular mechanisms underlying the interaction between cannabinoid and opioid system. Curr. Drug Targets 11,393-405.

Patel, S., Hillard, C.J., 2008. Adaptations in endocannabinoid signaling in response to repeated homotypic stress: a novel mechanism for stress habituation. Eur. J. Neurosci.27, 2821-2829.

Patel, S., Roelke, C.T., Rademacher, D.J., Hillard, C.J., 2005. Inhibition of restraint stress -induced neural and behavioral activation by endogenous cannabinoid signaling. Eur. J. Neurosci. 21, 1057-1069.

Piomelli, D., 2003. The molecular logic of endocannabinoid signaling. Nature Rev. Neurosci.4, 873-884.

Racz, I., Bilkei-Gorzo, A., Toth, Z.E. Michel, K., Palkovits, M., Zimmer, A., 2003. A critical role for the cannabinoid-CB1 receptor in alcohol dependence and stress-stimulated alcohol drinking, J. Neurosci. 23, 2453-2458.

Robinson T.E., Kolb B.,1997. Persistent structural modifications in nucleus accumbens and prefrontal cortex neurons produced by previous experience with amphetamine. J Neurosci 17:8491–8497.

Robinson T.E, Kolb B.,1999. Alterations in the morphology of dendrites and dendritic spines in the nucleus accumbens and prefrontal cortex following repeated treatment with amphetamine or cocaine. Eur J Neurosci 11:1598–1604.

Romita, V.V., Suk, A., Henry, J.L., 1997. Parametric studies on electroacupuncture-like stimulation in a rat model: effects of intensity, frequency, and duration of stimulation on evoked anti-nociception. Brain Res. Bull. 42, 289-296.

Rubio, M., de Miguel R., Fernández-Ruiz, J., Gutiérrez-López, D., Carai, M.A., Ramos, J.A., 2009. Effects of a short-term exposure to alcohol in rats on FAAH enzyme and CB1 receptor in different brain areas. Drug Alcohol Depend. 99, 354-358.

Rubio, M., Fernandez-Ruiz, J., de Miguel, R., Maestro, B., Walker, J.M., Ramos, J.A., 2008. CB1 receptor blockade reduces the anxiogenic-like response and ameliorates the neurochemical imbalances associated with alcohol withdrawal in rats. Neuropharmacology 54, 976-988.

Rubio, M., McHugh, D., Fernández-Ruiz, J., Bradshaw, H., Walker, J.M., 2007. Short-term exposure to alcohol in rats affects brain levels of anandamide, other N-acylethanolamines and 2-arachidonoyl glycerol. Neurosci. Lett. 421, 270-274.

Sanchis-Segura , C., Grisel, J.E., Olive, M.F., Ghozland, S., Koob, G.F., Roberts, A.J., Cowen, M.S., 2005. Role of the endogenous opioid system on the neuropsychopharmacological effects of ethanol: new insights about an old question. Alcohol. Clin. Exp. Res. 29, 1522-1527.

Schoffelmeer AN, Hogenboom F, Wardeh G, De Vries TJ., 2006. Interactions between CB1 cannabinoid and mu opioid receptors mediating inhibition of neurotransmitter release in rat nucleus accumbens core. Neuropharmacology.51(4):773-81.

Schmidt, L.G., Samochowiec, J., Finckh, U. Fiszer-Piosik, E., Horodnicki, J., Wendel, B., Rommelspacher, H., Hoehe, M.R., 2002. Association of a CB1 cannabinoid receptor gene (CNR1) polymorphism with severe alcohol dependence. Drug Alcohol Depend. 65, 221-224.

Söderpalm B, Löf E, Ericson M., 2009. Mechanistic studies of ethanol's interaction with the mesolimbic dopamine reward system. Pharmacopsychiatry, 42 Suppl1:S87-S94.

Spanagel, R., Herz, A., Shippenberg, T.S., 1990a. The influence of opioid peptides on dopamine release in the nucleus accumbens: an in-vitro microdialysis study. J. Neurochem. 55, 1734–1740.

Spanagel, R., Herz, A., Shippenberg, T.S., 1990b. Identification of the opioid receptor types mediating -endorphin-induced alterations in dopamine release in the nucleus accumbens. Eur. J. Pharmacol. 190, 177–184.

Tabosa, A., Yamamura, Y., Forno, E.R., Mello, L.E., 2002. Effect of the acupoints ST-36 (Zusanli) and SP-6 (Sanyinjiao) on intestinal myoeletric activity of Wistar rats. Braz. J. Med. Biol. Res. 35, 731-739.

Tabosa, A., Yamamura, Y., Forno, E.R., Mello,L.E., 2004. A comparative study of the effects of electroacupuncture and moxibustion in the gastrointestinal motility of the rat. Dig. Dis. Sci. 49, 602-610.

Thanos PK, Dimitrakakis ES, Rice O, Gifford A, Volkow ND., 2005. Ethanol self-administration and ethanol conditioned place preference are reduced in mice lacking cannabinoid CB1 receptors. Behav Brain Res, 164:206-213.

Vigano D, Rubino T, Parolaro D., 2005. Molecular and cellular basis of cannabinoid and opioid interactions. Pharmacol., Biochem. Behav. 81:360–368.

Vinod, K.Y., Kassir, S.A., Hungund, B.L., Cooper, T.B., Mann,J.J., Arango, V., 2010. Selective alterations of the CB1 receptors and the fatty acid amide hydrolase in the ventral striatum of alcoholics and suicides. J.Psychiatr. Res. 44,591-597.

Vinod, K.Y., Yalamanchili, R., Xie, S., Cooper, T.B., Hungund, B.L., 2006. Effect of chronic ethanol exposure and its withdrawal on the endocannabinoid system. Neurochem. Int. 49, 619-625.

Wamsteeker, J.I., Kuzmiski, J.B., Bains, J.S., 2010. Repeated stress impairs endocannabinoid signaling in the paraventricular nucleus of the hypothalamus. J. Neurosci. 30, 11188-11196.

Wang, Q., Peng, Y., Chen, S., Gou, X., Hu, B., Du, J., Lu, Y., Xiong, L., 2009. Pretreatment with electroacupuncture induces rapid tolerance to focal cerebral ischemia through regulation of endocannabinoid system. Stroke 40, 2157-2164.

Wang, W., Sun, D., Pan, B., Roberts, C.J., Sun, X., Hillard, C.J., Liu, Q.S., 2010. Deficiency in endocannabinoid signaling in the nucleus accumbens induced by chronic unpredictable stress. Neuropsychopharmacology 35, 2249-2261.

Wee, S., Koob, G.F., 2010. The role of the dynorphin-kappa opioid system in the reinforcing effects of drugs of abuse. Psychopharmacology 210, 121-135.

Weiss, F., Porrino, L.J., 2002. Behavioral neurobiology of alcohol addiction: recent advances and challenges. J. Neurosci. 22, 3332–3337.

Wen, H.L., Cheung, S.Y., 1973. Treatment of drug addiction by acupuncture and electrical stimulation. Asian J. Med. 9, 138-141.

Wise R.A., Bozarth M.A., 1987. A psychomotor stimulant theory of addiction. Psychol Rev 94:469–492.

World Health Organization, 2004. Neuroscience of psychoactive substance use and dependence. 1st ed. Geneva.

Xiao, B., Tu, J.C., Petralia, R.S., Yuan, J.P., Doan, A., Breder, C.D., Ruggiero, A., Lanahan, A.A., Wenthold, R.J., Worley, P.F., 1998. Homer regulates the association of group 1 metabotropic glutamate receptors with multivalent complexes of homer-related, synaptic proteins. Neuron 21, 707–716.

Yang, C.H., Lee, B.B., Jung, H.S., Shim, I., Roh, P.U., Golden, G.T., 2002. Effect of electroacupuncture on response to immobilization stress. Pharmacol. Biochem. Behav. 72, 847-855.

Yoon, S.S, Kwon, Y.K., Kim, M.R., Shim, I., Kim, K.J., Lee, M.H., Lee, Y.S., Golden, G.T., Yang, C.H., 2004. Acupuncture-mediated inhibition of ethanol-induced dopamine release in the rat nucleus accumbens through the GABAB receptor. Neurosci. Lett. 369, 234-238.

Yoshimoto, K., Kato, B., Sakai, K., Shibata, M., Yano, T., Yasuhara, M., 2001. Eletroacupuncture stimulation suppresses the increase in alcohol-drinking behavior in restricted rats. Alcohol. Clin. Exp. Res. 25, 63S-68S.

Zhao, P., Cheng, J., 1997. Effects of electroacupuncture on extracellular contents of amino acid neurotransmitters in rat's striatum following transient focal cerebral ischemia. Acupunct. Electrother. Res. 22,119-126.

Zhao, R.J., Seong, S.Y., Lee, B.H., Young, K.K., Kwang, J.K., Insop, S., 2006. Acupuncture normalizes the release of accumbal dopamine during the withdrawal period and after the ethanol challenge in chronic ethanol-treated rats. Neurosci. Lett. 395, 28-32.

Zhu, Y., Zeng, Y., 2010. Electroacupuncture protected pyramidal cells in hippocampal CA1 region of vascular dementia rats by inhibiting the expression of P53 and Noxa. C.N.S. Neurosci. Ther. [Epub ahead of print].

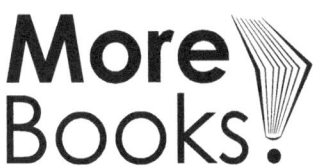
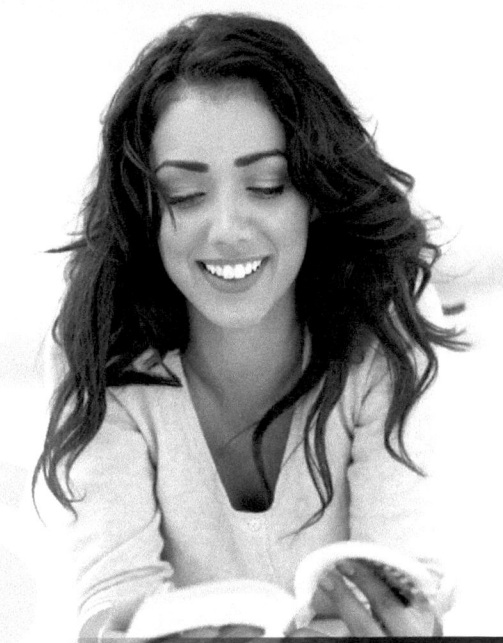

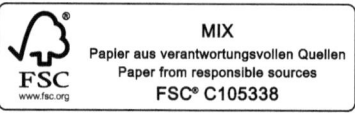
Printed by Books on Demand GmbH, Norderstedt / Germany